AF246409

CUVETTE

A PANSEMENT

DE FORTUNE

Faite à l'aide du Tissu imperméable pour Pansements

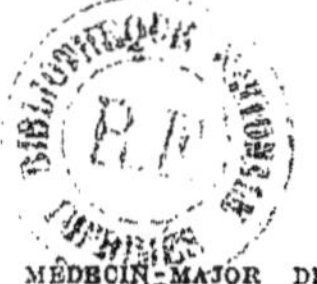

Par M. CARTON

MÉDECIN-MAJOR DE DEUXIÈME CLASSE AU 19ᵉ RÉGIMENT DE CHASSEURS

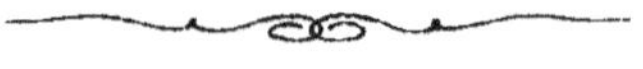

PARIS

LIBRAIRIE DE LA MÉDECINE, DE LA CHIRURGIE ET DE LA PHARMACIE MILITAIRES

Vᵛᵉ ROZIER, ÉDITEUR

75, RUE DE VAUGIRARD, 75

—

1900

CUVETTE

A PANSEMENT DE FORTUNE

Faite à l'aide du Tissu imperméable pour Pansements

Les inconvénients que présente la paire de sacoches
d'ambulance employée dans les régiments de cavalerie, ont
été mis en lumière et exposés dernièrement par M. le médecin-major de 2ᵉ classe Prat (1).

Avec l'autorisation du colonel commandant le 19ᵉ régiment de chasseurs, j'ai cherché, de mon côté, à alléger le
poids et le volume de ces sacoches, tout en utilisant le
modèle actuel. Les résultats auxquels je suis arrivé ne dif-
fèrent pas assez de ceux qu'a obtenus M. Prat pour que je
juge utile de décrire ici le type auquel je me suis arrêté.

Mon but est simplement d'attirer l'attention sur quelques
recherches que j'ai été amené à faire, au cours de ces
essais, sur les emplois divers dont est susceptible le « tissu
imperméable pour pansements » qui fait partie du matériel
du Service de Santé des corps de troupe.

La cuvette métallique de la paire de sacoches est gênante
par sa rigidité et la difficulté de son arrimage. Lorsqu'elle
est en place, elle empêche de pénétrer dans les compar-
timents sous-jacents et l'on ne peut puiser quelque chose
dans ceux-ci, sans la sortir, souvent très inutilement, de
sa gaine. En outre, pour utiliser la cavité qu'elle forme, on
y a placé des objets qui, devant être retirés en même

---

(1) *Arch. de méd. et de ph. milit.*, 1898, t. XXXII, p. 428.

temps qu'elle chaque fois qu'on prend la cuvette, sont exposés à être souillés ou perdus. Elle est lourde et d'ailleurs
beaucoup trop grande pour la nouvelle paire de sacoches
de M. Prat ou pour la paire de sacoches telle que je l'ai
modifiée.

J'ai dû y substituer un autre récipient d'un dispositif
assez différent de celui de M. Prat. Mais tous deux ont
encore des inconvénients. C'est d'être de dimensions res-
treintes, d'avoir des angles difficiles à nettoyer. En métal,
ils s'oxydent ou se déforment. En une autre substance, ils
conserveront encore leurs angles et pourront se briser ou se
déformer. En outre, leur emploi prive momentanément la
boîte de son couvercle, ce qui l'expose à se souiller, et,
quand on aura besoin de faire un pansement en route, il
arrivera parfois que la cuvette sera peu ou mal essuyée et
y laissera tomber quelques gouttes lorsqu'on la remettra en
place.

En admettant même que ces récipients soient parfaits, ils
tiendront une certaine place, toujours trop grande dans une
unité qui doit être aussi peu volumineuse et aussi légère que
possible.

J'ai donc cherché le moyen de me passer de la cuvette.
Je n'avancerai pas que je l'ai trouvé. Mes conclusions à cet
égard sont loin d'être absolues et je ne prétends pas que le
mode que je vais décrire doive entraîner la suppression de
la cuvette à pansement rigide. Quand on pourra se la procurer ou quand on en aura en quantité suffisante, elle sera
incontestablement toujours d'un emploi plus commode que
tout autre récipient. Je veux indiquer seulement un moyen
qui permettra de s'en passer quand elle manquera ou d'y
suppléer quand elle sera insuffisante.

On peut utiliser dans ce but le tissu imperméable. Voici
quelques-uns des emplois dont il est susceptible :

On en fait très facilement une cuvette en employant
comme support de ce tissu imperméable mais souple, la
coiffure de l'infirmier : képi, ou celle du blessé, képi ou
shako. Le casque, moins commode en raison de sa forme
arrondie, peut cependant être utilisé de même manière à
condition de le tenir à la main ou de le caler. Il suffit de

découper une pièce carrée de ce tissu de 25 centimètres de côté pour le képi, de 45 centimètres pour le shako ; on peut même adopter de moindres dimensions en ne la poussant pas jusqu'au fond de la coiffure.

Il est préférable de mettre la couche d'enduit imperméable vers l'intérieur de la cuvette ainsi formée pour éviter de la souiller, ou, lorsqu'on voudra en chauffer le contenu, éviter l'action directe de la flamme sur lui.

On peut compléter cet aménagement en fixant les bords du tissu sous la jugulaire, ou, à l'aide de petites fentes, aux boutons du képi. Mais ce n'est pas indispensable, le képi, une fois à demi-plein, a suffisamment de rigidité et de stabilité.

Je sais qu'on reprochera à l'emploi de coiffures peu propres d'exposer le contenu de la cuvette improvisée ou les mains des opérateurs à être souillés. En pratique, ce danger n'existe pas et je n'ai d'ailleurs, je le répète, pas d'autre prétention que d'indiquer un moyen de fortune à employer seulement quand on n'en aura pas d'autre à sa disposition.

En outre, on peut éviter toute souillure du contenu en repliant le tissu tout autour du bord de la coiffure et, enfin, lorsqu'il s'agira d'un pansement important, ce ne sera pas l'opérateur qui touchera la cuvette.

J'ajouterai que la consommation du tissu employé comme il vient d'être dit ne sera pas considérable. On pourrait, en effet, une fois le contenu de la cuvette devenu inutile, l'employer pour finir le pansement, la partie qui aura été en contact avec la coiffure étant placée à l'extérieur. Mais il serait préférable, pour éviter tout danger d'infection, de garder dans les sacoches quelques carrés de tissu imperméable taillés d'avance, réservés à la formation de la cuvette.

Je remarquerai même que le moyen le plus commode d'utiliser aseptiquement les récipients plus ou moins propres, réquisitionnés ou empruntés que l'on peut n'avoir pas le temps ou les moyens de stériliser, sera de les garnir intérieurement de ce tissu. Les quarts, les gamelles des hommes, et, si l'on a besoin de récipients plus grands que ceux du matériel de service de santé des corps de troupe, les marmites, grandes gamelles, seaux, pourront être employés de la même façon.

En général, le képi est d'une contenance suffisante : un peu moins d'un litre. Le shako en contient le double. Enfin, dans le cas où l'on ne pourrait pas utiliser un des supports qui viennent d'être indiqués, un simple trou en terre, un cercle de petites pierres posées sur le sol, sur une table ou une planche permettront d'obtenir instantanément autant de récipients que l'on voudra.

Il est incontestable que dans bien des cas, catastrophes faisant de nombreuses victimes, engagements de cavalerie isolés où un grand nombre de blessés devront être soignés rapidement et en même temps par tout le personnel médical, avec les seules ressources dont il disposera sur place, l'un de ces moyens sera précieux.

Si l'on veut éviter toute souillure extérieure du tissu en se passant de support suspect et qu'on dispose d'un homme, on peut lui faire tenir dans chaque main une des extrémités opposées et plissées d'une pièce carrée en les tenant assez rapprochées pour former une espèce d'outre dans laquelle on versera le liquide.

Le tissu imperméable, même quand il a subi une certaine altération, comme celui que j'ai employé à plusieurs reprises, conserve suffisamment l'eau.

J'ai multiplié encore les expériences sur les divers emplois de cette étoffe. Quoique, au premier abord, ils semblent n'offrir qu'un intérêt de curiosité, je vais les indiquer brièvement. Ils seront peut-être de quelque utilité dans l'une des circonstances si variées et parfois si défectueuses où l'on se trouve en campagne.

On peut, avec ce tissu, se procurer de l'eau bouillie et stériliser quelques instruments. Il suffit, pour cela, de réunir les bords d'une pièce coupée au carré et de les plisser de façon à former une espèce de bourse que l'on tient d'une main au-dessus d'une lampe à alcool. Le liquide peut ainsi être porté jusqu'à l'ébullition sans la perforer et il est possible d'y placer une paire de ciseaux, un bistouri, une sonde cannelée. Il y a cependant quelques précautions à prendre. Dans les points où les bulles d'air qui se forment lorsque l'eau bout adhèrent au fond de la poche, le tissu peut roussir si l'on n'a le soin de lui imprimer quelques petites secousses qui détachent les bulles.

Lorsqu'on désire baigner une partie du corps en économisant le liquide antiseptique employé dans ce cas, on arrive facilement à former, avec le tissu imperméable, un manchon ou mieux une poche dans laquelle on plonge le membre autour duquel les bords de la poche sont fixés par un ou deux tours de bande. Les bains de siège peuvent être administrés par un dispositif analogue.

Telles sont les diverses circonstances dans lesquelles peut être employé le tissu imperméable. On estimera peut-être que, s'il serait inutile et même enfantin d'y avoir recours dans la pratique des hôpitaux ou des infirmeries, il pourra en être autrement à un moment donné, en campagne et même en manœuvres.

Il me reste dans ce cas à exprimer un *desideratum*. Le tissu imperméable pour pansement existe dans les paniers des voitures à deux roues de la cavalerie, mais n'est pas compris dans le chargement des sacoches qui, cependant, doivent se réapprovisionner auprès des paniers. Les médecins et les infirmiers n'en auront pas lorsqu'ils seront appelés à faire un pansement à distance de la voiture. Il serait utile d'en placer dans la paire de sacoches.

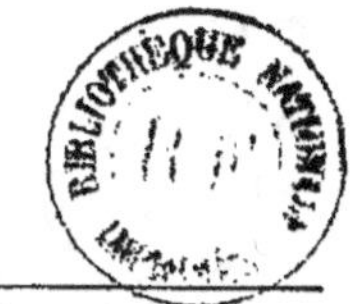